DE

L'EMPLOI DE LA GÉLATINE

DANS

LES MÉTRORRAGIES

PAR

Le Dr J.-A. LACHATRE

ANCIEN INTERNE DES HOPITAUX DE PARIS
MÉDAILLE DE BRONZE DE L'ASSISTANCE PUBLIQUE

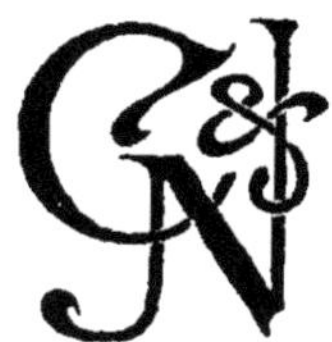

PARIS

GEORGES CARRÉ ET C. NAUD, ÉDITEURS

3, RUE RACINE, 3

1898

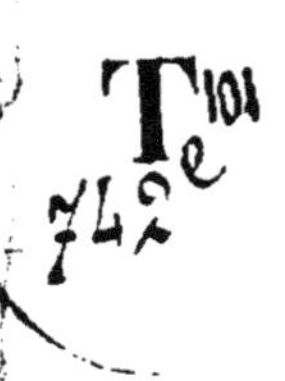

DE
L'EMPLOI DE LA GÉLATINE
DANS
LES MÉTRORRAGIES

PAR

Le Dr J.-A. LACHATRE

ANCIEN EXTERNE DES HOPITAUX DE PARIS
MÉDAILLE DE BRONZE DE L'ASSISTANCE PUBLIQUE

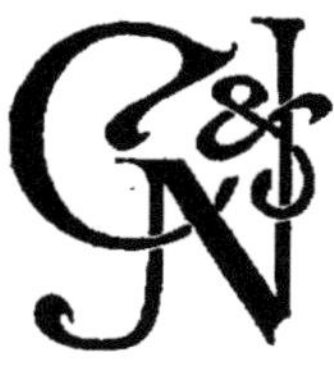

PARIS

GEORGES CARRÉ ET C. NAUD, ÉDITEURS

3, RUE RACINE, 3

—

1898

A MON PÈRE

Témoignage de reconnaissance.

A MES MAITRES DANS LES HOPITAUX

A MON MAITRE

M. LE DOCTEUR REYNIER

PROFESSEUR AGRÉGÉ DE LA FACULTÉ DE MÉDECINE
CHIRURGIEN DE L'HÔPITAL LARIBOISIÈRE

A M. LE DOCTEUR JAYLE

ASSISTANT DE CONSULTATION A L'HÔPITAL BROCA

A MON PRÉSIDENT DE THÈSE

M. LE PROFESSEUR CORNIL

PROFESSEUR D'ANATOMIE PATHOLOGIQUE
MÉDECIN DE L'HOTEL-DIEU
MEMBRE DE L'ACADÉMIE DE MÉDECINE
CHEVALIER DE LA LÉGION D'HONNEUR

INTRODUCTION

C'est à la consultation gynécologique de l'hôpital Broca, dirigée par M. le Dr Jayle, que nous avons vu pratiquer, puis pratiqué nous-même, les lavages intra-utérins et les pansements vaginaux à la gélatine. Les résultats satisfaisants donnés par cette méthode, ainsi que le manuel opératoire encore peu connu, qui permet de les obtenir, nous ont paru assez intéressants pour être publiés.

Cette étude, où nous avons tâché d'exposer les uns et consigné les autres, sera divisée en plusieurs chapitres comprenant :

1° L'histoire du sérum gélatiné en général, et de son emploi contre les hémorragies utérines en particulier ;

2° Les instruments spéciaux et le manuel opératoire employés à la consultation gynécologique de l'hôpital Broca ;

3° Quelques indications sur les différentes métrorragies et celles où la gélatine trouve plus particulièrement son indication ;

4° Vingt observations inédites avec leurs résultats ;

5° Les conclusions que nous avons cru devoir tirer des cas dont nous rapportons les observations.

HISTORIQUE

Au mois de septembre 1897, M. Paul Carnot faisait
paraître un article consacré à l'action hémostatique de
la gélatine (1). Après avoir bien étudié les moyens thé-
rapeutiques que possède le praticien pour pratiquer
l'hémostase, et les avoir nettement divisés en hémostatiques agissant sur les vaisseaux par vaso-constriction,
et en hémostatiques agissant sur le sang par coagulation,
il donnait la préférence à ces derniers et concluait en
disant : « de tous les coagulants nous en retiendrons
deux, qui sont peu nocifs, et déterminent un caillot
solide, adhérent, facilement organisable. Ce sont les
sels de chaux (en particulier le chlorure de calcium)
déjà employés par certains auteurs, et la gélatine que
nous avons, le premier, employée dans ce but (2) et
que nous avons même trouvée pratiquement supérieure
aux sels de chaux, pour l'hémostase chirurgicale no-
tamment ».

En fait, les propriétés coagulantes de la gélatine
étaient déjà connues depuis 1896, sans que l'application

---

(1) Paul CARNOT. De l'hémostase par la gélatine. *Presse médicale.*
18 septembre 1897.
(2) Paul CARNOT. *Société de biologie* juillet 1896.

thérapeutique en ait été faite par aucun médecin, jusqu'aux premières expériences de M. Paul Carnot. Ce sont MM. Dastre et Floresco qui constatèrent pour la première fois que la coagulabilité du sang était augmentée par la gélatine injectée dans les veines (1) : en étudiant avec soin ce phénomène, ils distinguèrent la coagulation de la gélification. La coagulabilité du sang était augmentée par une dose de gélatine trop faible pour amener la gélification, et, comme à l'étuve le sérum se liquéfiait pour se gélifier, séparé du caillot lorsqu'on le laissait refroidir, ils constatèrent qu'il y avait là deux actions qu'on pouvait dissocier.

Partant des faits établis par MM. Dastre et Floresco, M. Carnot expérimenta les propriétés de la gélatine, et, après en avoir obtenu des résultats pratiques, il put formuler les principes suivant lesquels agit cette substance, et réglementer son emploi.

D'après lui, on peut indifféremment se servir des deux propriétés de la gélatine, coagulation et gélification, et, partout où la température du point d'application ne dépasse pas celle de la liquéfaction du mélange gélatiné, la gélification du sang peut être utilisée.

Avec M. le Pr Cornil il montre que la gélatine, hémostatique sans danger, contribue en outre à l'organisation rapide de la cicatrice.

Grâce à des expériences faites sur la fibrine et la gélatine, ils purent constater le rôle nutritif joué par la

---

(1) Dastre et Floresco, *Société de biol.*, février 1896 ; *Archives de physiologie*, avril 1896.

gélatine et la fibrine du caillot, vis-à-vis des cellules endothéliales et vaso-formatives.

Voilà donc une substance qui, par elle-même et par la fibrine du sang coagulé en sa présence, provoque d'abord l'hémostase, puis active la cicatrisation. M. Carnot, dans sa publication, apportait à l'appui de sa théorie, en plus des expériences faites sur des animaux, de nombreux résultats pratiques obtenus dans des hémorragies de sources et de causes différentes. C'étaient des épistaxis rebelles, arrêtées chez des hémophiles, alors que l'antipyrine, le perchlorure de fer et tous les hémostatiques en usage avaient échoué ; c'étaient des hémorragies cutanées à la suite de traumatismes, une fois même les deux propriétés réunies de la gélatine amenaient ce résultat curieux, d'une phalange complètement sectionnée qu'on pouvait recoller sur le reste du doigt. Enfin, après avoir passé en revue un certain nombre d'hémorragies, M. Carnot posait l'indication des injections gélatinées dans les métrorragies ; il n'apportait qu'une expérience heureuse dans un cas de métrorragie pour fibrome, mais il insistait en disant : « Ce serait là une ressource précieuse, tant pour les métrorragies pathologiques que pour celles si terribles de l'accouchement. »

Malgré les résultats obtenus et publiés par M. Carnot, bien que M. le Pr Landouzy, dans la leçon inaugurale de son cours (novembre 1897), ait insisté sur les services que la thérapeutique pouvait attendre de cette découverte, il ne semble pas que les médecins s'en soient beaucoup servis, et ce n'est qu'au mois de février 1898,

qu'on trouve sur ce sujet une communication de M. le
Dr Siredey à la Société médicale des hôpitaux (1).

M. Siredey constate tout d'abord qu'on n'a pas tiré
tout le parti que l'on pouvait tirer de cette méthode,
et c'est même, dit-il, la raison qui l'a poussé à attirer de
nouveau l'attention, « sur un traitement destiné à
rendre de grands services dans la pratique ».

Sa communication est appuyée sur onze observations d'hémorragies traitées par la gélatine, parmi lesquelles on trouve neuf cas de métrorragies guéries par
l'application de pansements de sérum gélatiné.

Il applique ce pansement de deux façons : tantôt il
place un petit tampon de gaze stérilisée, bien imbibé
de sérum gélatiné et non exprimé, à l'orifice du col
utérin, puis un large tampon gélatiné sur le col et dans
les culs-de-sac, le tout maintenu par quelques tampons
secs : tantôt il pratique des injections de sérum gélatiné
dans le vagin, en maintenant le bassin relevé pour
retenir la stagnation du liquide au contact du col et des
culs-de-sac, puis il place un tampon d'ouate à la vulve;
quelquefois dans les hémorragies du post-partum, la
cavité utérine étant accessible, il injecte dans l'utérus
ou badigeonne ses parois avec la solution et laisse
quelques lanières de gaze imbibées.

Par ce procédé, employé soit comme procédé palliatif, soit comme accessoire d'un autre traitement, par

---

(1) A. SIREDEY. Note sur le sérum gélatiné dans le traitement des
hémorragies. *Bull. de la Soc. méd. des hôp.*, 17 février 1898.

exemple pour arrêter une hémorragie au cours d'un curettage, il a obtenu de bons résultats.

Ces métrorragies étaient d'origine diverse : sur les neuf cas cités, c'étaient quatre fois des métrorragies par rétention des débris placentaires ou déciduaux à la suite d'avortement, deux fois à la suite d'endométrites chroniques, une fois une perte précédant une fausse couche, enfin les deux derniers étaient causés par un polype fibro-myomateux et un cancer du col.

Chez une vierge ayant un polype musculaire de l'orifice du col, l'introduction, par la fente hyménéale, d'une mèche de gaze imbibée de sérum gélatiné, suffit à arrêter la métrorragie en attendant l'opération.

Une malade, atteinte de cancer et ayant de fréquentes métrorragies, voyait celles-ci s'arrêter par l'introduction de sérum gélatiné dans le vagin, sans spéculum.

En somme, en présence de ces résultats, M. Siredey considère ce mode de traitement comme un palliatif dans les cas où la guérison ne peut être obtenue que par un traitement approprié à chaque variété (curettage, pansement intra-utérin, ablation des tumeurs), mais il ajoute qu'il peut rendre des services dans le traitement définitif de ces affections, par exemple en arrêtant les pertes produites par le curettage.

Le 25 mars 1898, M. le D\u02b3 Dalché venait à son tour faire une communication à la Société médicale des hôpitaux (1), et, tout en reconnaissant l'efficacité de ce

----

(1) Paul DALCHÉ. Suite d'un tamponnement à la solution gélatinée contre une métrorragie. *Bull. Soc. méd. des hôp.*, 25 mars 1898.

traitement, qui lui avait donné aussi de bons résultats, il signalait un cas où le sérum gélatiné, employé par lui suivant le procédé de M. le Dr Siredey, avait occasionné des troubles assez sérieux.

Une femme de 72 ans entrait dans son service le 8 mars, avec une grave métrorragie : on s'arrêtait, pour le diagnostic, à la possibilité d'un cancer du col ou d'un fibrome. La première indication étant d'arrêter l'hémorragie, les 10, 11 et 12 mars, on faisait un tamponnement à la gaze gélatinée sur le col : le 12, le sang ne coulait plus. A partir du 13 mars, la malade se plaignit de douleurs de reins : le 17, comme elle perdait un peu de sang, on pratiqua le toucher : le col était effacé, dilaté comme une pièce de cinq francs, et l'on sentait engagée dans le col une masse lisse, élastique, résistante, qui fit penser à l'expulsion d'un polype. Le 19, le col était tout à fait effacé, dilaté, et il en sortait un écoulement ayant une odeur fétide : le 20, on reconnut que l'on était en présence d'un caillot dont la partie extra-cervicale se détacha, tandis que la portion intra-utérine restait adhérente par place, et qui s'était conduit comme un véritable polype. La partie adhérente du caillot était très friable, mais la partie expulsée, du volume d'un œuf, était très résistante et avait amené la dilatation du col : les caillots formés en présence des tamponnements ordinaires n'ont ni cette grosseur ni cette consistance, qui étaient probablement dues à la présence de la gélatine.

On fit le lavage et le nettoyage de la cavité utérine, qui ne semblait pas remonter jusqu'en haut de l'organe, la fétidité disparut et le col revint à son état primitif.

Quoi qu'il en soit, à la suite de cet accident, M. le D‑ Dalché arrivait à cette conclusion que, pour rendre des services, dans les cas d'hémorragies utérines, la solution gélatinée devrait être appliquée directement sur la surface saignante, et qu'appliquée loin de la source de l'écoulement sanguin, non seulement elle était sans effet, mais encore elle pouvait comporter de sérieux inconvénients, comme la dilatation du col et l'expulsion de polypes fibrineux, toutes complications à éviter à cause de leur gravité possible.

L'application directe de la solution sur la surface saignante de l'utérus, sans dilatation du col, paraît assez difficile à réaliser dans la pratique, sauf toutefois dans les hémorragies du post partum, cas dans lesquels M. le D‑ Siredey a pu pratiquer le badigeonnage de la muqueuse utérine ou le lavage de l'utérus, ce col étant naturellement dilaté.

Depuis septembre 1897, M. le D‑ Jayle utilise la gélatine contre certaines métrorragies, et les observations que nous donnons plus loin montrent nettement que cet agent thérapeutique jouit d'une incontestable efficacité.

Les malades traitées n'ont pas été soumises au repos complet au lit, puisqu'elles venaient à la consultation ; chez aucune d'elles il n'est survenu de complications d'ordre infectieux ou d'accident analogue à celui signalé par M. Dalché. La simplicité du traitement, son efficacité, son innocuité, nous paraissent dus à la technique spéciale instituée par M. Jayle. Cette technique, que nous allons décrire dans le chapitre suivant, est basée sur trois idées directrices principales : la première est qu'il ne faut jamais introduire de la gélatine dans un utérus sans l'avoir préalablement lavé avec une solution antiseptique; la seconde est qu'il n'est pas nécessaire pour opérer le lavage et l'injection gélatinée d'avoir recours à une dilatation spéciale et préalable du col : la troisième est qu'il est indispensable de donner à la malade une position telle que l'utérus soit en situation déclive pour permettre à la gélatine de bien imbiber la cavité utérine durant quelques minutes.

Nous allons essayer d'exposer cette technique, de décrire les instruments nécessaires ainsi que les quelques petites manœuvres particulières que nous avons vues toujours utiles, parfois indispensables pour obtenir des résultats satisfaisants.

MANUEL OPÉRATOIRE

Le manuel opératoire consiste essentiellement à introduire, sans dilatation préalable, du sérum gélatiné dans l'utérus qui saigne, après l'avoir lavé avec une solution antiseptique.

Mais, avant de décrire la façon de procéder, il nous a semblé utile d'insister sur l'importance du lavage de la cavité utérine par une solution antiseptique, avant d'avoir recours à l'injection gélatinée, et de bien montrer l'utilité qu'il y a à donner certaines positions à la malade.

En effet, lorsque l'on pratique d'emblée une injection de sérum gélatiné dans un utérus qui saigne, le résultat obtenu est parfois peu satisfaisant; il ne l'est pas non plus toujours chez la majorité des femmes lorsque l'injection est faite sur la table à spéculum ordinaire : deux raisons peuvent expliquer ces deux particularités.

Dans le premier cas, un utérus en état d'hémorragie est plus ou moins rempli de caillots, de débris de muqueuse ou de néoplasme, qui, en présence de la gélatine, forment un magma qui emplit la cavité utérine et gêne l'action directe du sérum gélatiné sur la paroi qui saigne, d'où l'on tire cette indication qu'un utérus doit être préalablement lavé avant de recevoir la solution gélatinée. Nous dirons plus loin le liquide antiseptique choisi pour ce lavage.

Dans le deuxième cas, chez les femmes où l'utérus est en antéposition, et même chez les femmes dont l'utérus est en position normale, c'est-à-dire oblique de haut en bas et d'avant en arrière, lorsque ces femmes sont dans le décubitus dorsal sur le plan horizontal du lit à spéculum habituel, le fond de la cavité utérine est plus élevé que l'orifice du col, et la solution gélatinée introduite retombe dans le vagin immédiatement après l'injection.

Pour remédier à cet inconvénient, il faut placer la femme dans la position genu-pectorale aussitôt l'injection faite ou bien pratiquer cette injection sur une table à spéculum spéciale, que nous décrirons également plus loin.

Ceci posé, on peut décomposer l'opération en plusieurs temps :

1er temps. — Lavage antiseptique de la cavité utérine pour la débarrasser des caillots et des débris qui l'embarrassent ;

2e temps. — Introduction du sérum gélatiné ;

3e temps. — Pansement vaginal.

1° *Lavage antiseptique de la cavité utérine.* — Il est nécessaire de revenir ici sur la façon de pratiquer l'injection intra-utérine spéciale sans dilatation, d'après le procédé de M. le Dr Jayle déjà décrit par M. le Dr Manfredi (1).

Pour pratiquer ce lavage, comme du reste pour in-

---

(1) G. MANFREDI. Traitement des métrites par les lavages utérins sans dilatation préalable. *Thèse*, Paris, 1898.

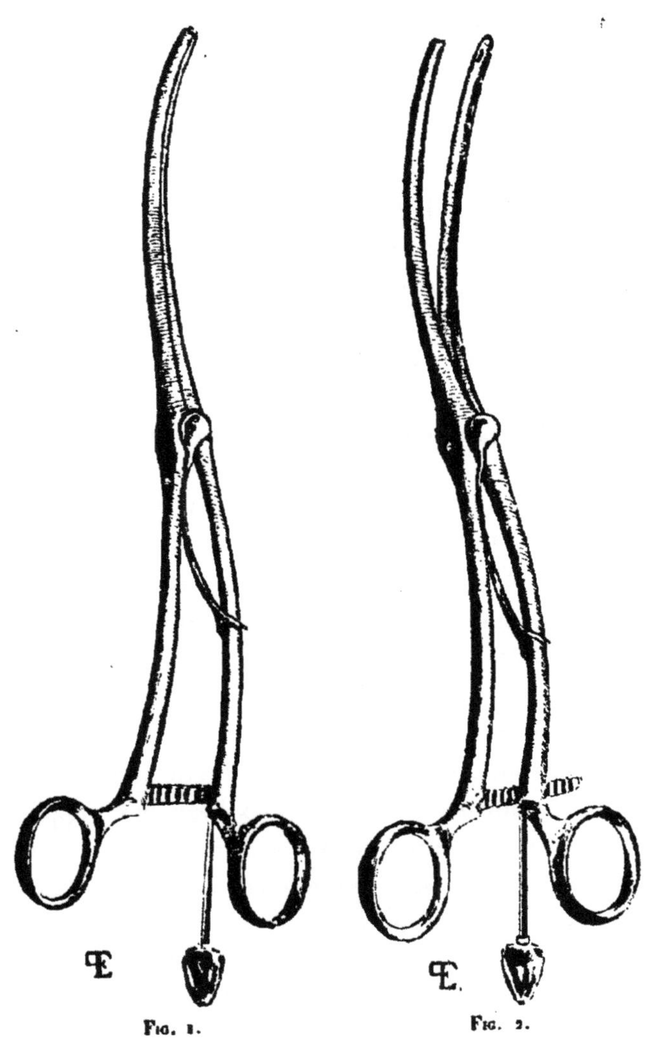

Fig. 1.   Fig. 2.

jecter le sérum gélatiné, on se sert d'une sonde intra-
utérine spéciale. Parmi toutes les sondes utérines, la

sonde dilatatrice de Reverdin, présentée au Congrès de chirugie de 1892 (1), est supérieure à toutes les autres : mais son introduction dans un utérus non dilaté est impossible.

La sonde spéciale employée à l'hôpital Broca n'est autre qu'une sonde de Reverdin que M. le Dr Jayle fit modifier par M. Collin ; cette sonde est assez fine pour pénétrer dans un utérus aussi facilement qu'un hystéromètre, car son bec doit passer dans le n° 12 de la filière Charrière (fig. 1 et 2). Elle a la forme d'une longue pince-clan, dont une branche serait creuse, l'autre en forme de gouttière, de façon à contenir la première, la sonde une fois fermée.

« Quand les branches s'écartent, dit M. Manfredi, elles divergent légèrement de façon à épouser, en quelque sorte la forme même de la cavité utérine, triangulaire avec sommet inférieur. Une modification analogue avait été faite par M. Mathieu, fabricant d'instruments, mais elle était restée inconnue dans les hôpitaux.

« Les lavages pratiqués avec cette sonde sur des utérus extirpés ont montré que toute la cavité utérine n'était pas parfaitement irriguée : les branches s'appliquant sur les bords droit et gauche de la surface interne de l'utérus empêchaient le liquide de parfaitement imbiber ces points d'application de l'instrument. Pour remédier à cet inconvénient. M. le Dr Jayle a fait construire un second modèle de sonde dont les branches s'ouvrent perpendiculairement au sens de celles de la

---

(1) Congrès de chirurgie de Paris. 1892. p. 779

précédente (fig. 3 et 4); de cette façon, si l'on emploie un jour une sonde et l'autre le lendemain, on est assuré que la cavité utérine est parfaitement irriguée dans toutes ses parties par le liquide antiseptique ».

Pour introduire cette sonde, on place le spéculum avec les précautions habituelles, c'est-à-dire en ayant soin de pratiquer le toucher, permettant de reconnaître la position du corps et du col : le col une fois chargé dans le spéculum, nettoyé avec des tampons, on pratique l'hystérométrie, ce qui permet de reconnaître la profondeur et la direction de l'utérus : ces derniers renseignements sont très importants. En effet, suivant que l'utérus sera en anté ou en rétroversion, on introduira la sonde, la concavité dirigée en avant ou en arrière.

Il ne faut pas forcer pendant l'introduction; si l'on avait quelques difficultés à franchir le canal cervical, on n'aurait qu'à saisir une des lèvres du col avec une pince tire-balles et à l'attirer vers la vulve.

La sonde une fois introduite, on la fait communiquer avec le tuyau en caoutchouc du récipient qui contient la solution à injecter, après toutefois s'être assuré que le liquide qui s'échappe du tuyau est tiède, puis on le laisse pénétrer dans la cavité utérine.

Pour plus de commodité, on maintient la sonde en place à l'aide d'une pince que l'on fixe par son mors aux vêtements de la malade, et dont on accroche les anneaux à ceux de la sonde.

Comme on a eu soin d'ouvrir les branches de la sonde et de la laisser ainsi ouverte grâce à des crans fixés près des anneaux, le col se trouve dilaté, et le liquide qui pénètre par la sonde peut ressortir par le col,

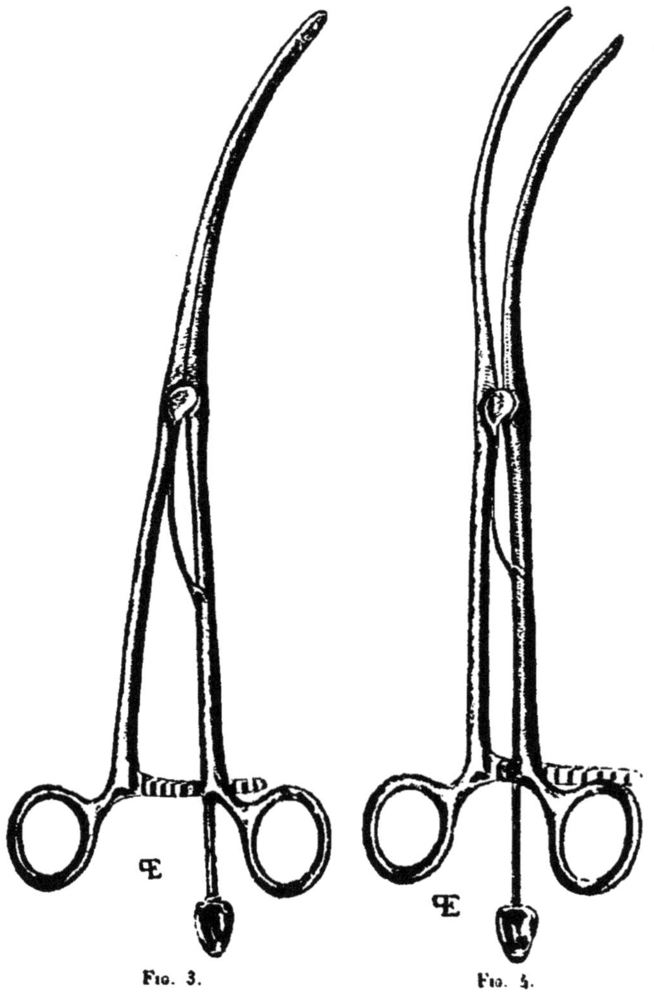

Fig. 3.　　　　Fig. 4.

faisant ainsi un lavage complet de la cavité utérine.

Le liquide employé est l'injection de Tarnier, c'est-à-dire la solution iodée à 1 pour 1000, que l'on peut formuler ainsi :

Iode. . . . . 2 grammes
Iodure de potassium. . . 4 —
Eau distillée.. . . . . 2000 —

Nous avons aussi employé le permanganate de potasse et le sublimé en solution à 1 pour 1000, mais la solution iodée est préférable.

Lorsque les deux litres de solution iodée sont passés dans l'utérus, celui-ci étant bien nettoyé et désinfecté, on arrive au deuxième temps de l'opération, à l'injection de sérum gélatiné.

2° *Introduction du sérum gélatiné.* — Le sérum gélatiné employé n'est autre que celui préconisé par M. Carnot.

On fait dissoudre la gélatine dans du sérum de Hayem sans sulfate de soude, c'est-à-dire dans l'eau salée physiologique à 7 pour 1000 : le titre de la solution gélatinée est variable, de 5 à 10 pour 100 : celle que nous avons employée était à 10 pour 100.

Une fois la solution faite, on stérilise la solution à 100° pendant un quart d'heure une première fois, puis une deuxième à 2 jours d'intervalle. M. Carnot recommande de ne pas porter la température à 115°, car la solution pourrait perdre ses qualités gélifiantes.

M. le Dr Siredey, lui, se contente de porter la solution à l'étuve à 100°, une seule fois pendant 30 à 40 minutes. On peut encore, suivant ces auteurs, adjoindre une substance antiseptique, sublimé à 1 pour 1000, acide phénique à 1 pour 100 : nous n'avons jamais employé que la solution simple à 10 pour 100, stérilisée à l'étuve. Le médecin qui n'a pas sous la main un pharmacien pouvant préparer cette solution, au fur et à mesure de ses besoins, et qui veut toujours avoir du sérum gélatiné à sa disposition, peut très bien faire préparer à l'avance et conserver dans des flacons hermétiquement clos ce sérum solidifié à froid ; il l'obtiendra liquide au moment de s'en servir, en mettant les flacons au bain-marie.

La transparence et l'homogénéité du mélange coagulé prouvent sa pureté et l'absence de colonies microbiennes : il faut toujours rejeter par mesure de précaution les flacons d'apparence louche.

Pour pratiquer l'injection, on verse dans le récipient qui contenait la solution iodée environ un quart de litre de la solution gélatinée : comme la sonde utérine est restée en place, le sérum gélatiné pénètre à son tour dans la cavité utérine, on laisse donc couler le liquide et, un peu avant que le récipient ne soit vide, on retire la sonde tout doucement de façon à baigner les parties de la muqueuse utérine sur lesquelles les branches de la sonde étaient appuyées ; on retire alors la sonde et l'on pratique le pansement vaginal.

3° *Pansement vaginal.* — On peut procéder de deux façons : dans la première, on introduit dans le vagin un premier tampon gélatiné avec un deuxième sec, puis on dit à la malade de se retourner et on la fait placer dans la position genu-pectorale ; on la laisse 10 minutes dans cette position afin d'empêcher la gélatine de sortir de l'utérus. La deuxième façon de procéder est préférable, mais il faut pour l'employer posséder une table à spéculum du genre de celle construite d'après les données de M. le Dr Jayle (1). Cette table est une table à bascule permettant la déclivité complète : les malades sont soutenues par les épaules, la tête relevée. ce qui permet d'éviter les congestions encéphaliques (fig. 5).

Cette table permet non seulement les examens gynécologiques rendus plus faciles par la position déclive. mais aussi l'examen du col et l'introduction du spéculum pour pratiquer des bains vaginaux médicamenteux.

Dans le cas qui nous occupe, une fois le spéculum introduit dans le vagin de la malade placée dans cette position, on verse avec un verre à expérience de la solution gélatinée dans les culs-de-sac, ce qui permet de faire prendre un bain à tout le fond du vagin et le sérum gélatiné, par le fait de la pesanteur, pénètre de lui-même dans la cavité cervicale et très vraisemblablement dans celle du corps.

Après avoir laissé la malade 10 minutes dans cette position, on place deux tampons aseptiques dans le vagin et l'opération est terminée.

En résumé, les différentes manœuvres qui constituent ce manuel opératoire permettent d'abord de débarrasser l'utérus des caillots et des impuretés qui y sont contenus, puis de mettre du sérum gélatiné en contact

---

1. F. JAYLE. — « L'examen gynécologique en position déclive ». *La Presse médicale*, 1898, n° 52, 22 juin, p. 336.

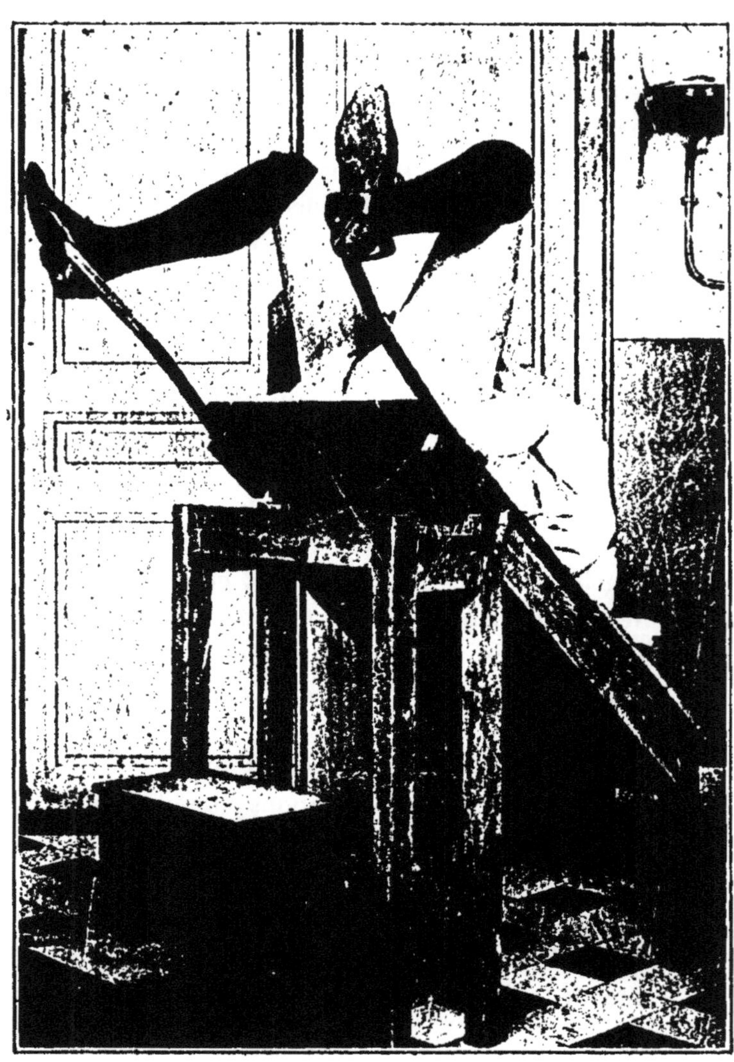

avec la muqueuse qui saigne, et enfin de laisser une partie de ce sérum sur cette muqueuse où il va se comporter comme sur une plaie cutanée.

Ce procédé se recommande par sa simplicité, par son innocuité absolue et par son efficacité.

LES DIFFÉRENTES MÉTRORRAGIES ET LE SÉRUM GALÉTINÉ

Les hémorragies utérines ont été classiquement divisées en hémorragies survenant : lorsque l'utérus est en état de vacuité, ou lorsque celui-ci est en état de gestation : ces dernières, qui comportent des indications, spéciales, obstétricales, sont du domaine des accoucheurs : il n'y a guère que les hémorragies à la suite d'avortement, dont le traitement préoccupe les gynécologues.

Une autre division des hémorragies en métrorragies et ménorragies, n'a pas grande importance pratiquement : en fait, chaque fois qu'un utérus saigne entre les règles ou que celles-ci se prolongent outre mesure, il y a hémorragie utérine, c'est-à-dire un symptôme qui doit éveiller l'attention du praticien et lui en faire rechercher la cause. Il peut incriminer et c'est le cas le plus fréquent, des troubles génitaux, ou bien moins souvent des troubles nerveux, des troubles circulatoires ou des troubles de l'état général.

Les troubles génitaux peuvent être des congestions, de l'éréthisme des organes, à la suite du premier coït (métrorragie des jeunes mariées), des coïts répétés (mét. des prostituées), à la suite d'irritation du col, de l'allaitement prolongé ou de grossesses répétées : toutes ces métrorragies, sans lésions spéciales de l'utérus, forment dans certaines classifications le groupe des métrorragies idiopathiques.

Celles qu'on pourrait alors nommer symptomatiques sont dues à des lésions des organes génitaux : parmi celles-ci, citons d'abord toutes les mauvaises positions de l'utérus, les métrites où le corps est surtout malade, avec ou sans érosions du col, toutes les endométrites interstitielles primitives ou consécutives à des corps étrangers, comme des fragments de caduque entretenant l'inflammation de la muqueuse (métrites post-abortum), des tumeurs, polypes, corps fibreux, cancers ; ou bien encore l'hématocèle, les lésions annexielles, enfin les métrorragies arrivant aux limites de l'état physiologique et pathologique, métrorragies de la ménopause.

La pathogénie de ces hémorragies causées par des troubles génitaux est simple ; disons simplement que ce sont des congestions, des fluxions déterminées du côté de l'utérus.

Énumérons rapidement les autres causes plus rares : ce sont des troubles nerveux, influence de la chaleur, de l'usage de la chaufferette, d'une opération portant sur les organes génitaux, de l'hystérie et des troubles mentaux ; des troubles circulatoires, les lésions cardiaques surtout les mitrales, les lésions pulmonaires, emphysème, dilatation des bronches, les lésions hépatiques, congestions passives, les lésions rénales, néphrites interstitielles, enfin toutes les causes de con-

gestions passives ou actives du côté du système cave
inférieur (métrorragie mécanique de Jaccoud) : citons
en dernier lieu les troubles de l'état général, infections,
intoxications, dyscrasies.

Nous laissons de côté les hémorragies de la grossesse, insertions vicieuses, décollements du placenta,
rupture des sinus circulaires, hémorragies de la déli-
vrance, du post-partum, justiciables d'un traitement
obstétrical spécial.

Ceci posé, quelle doit être la conduite du médecin
en présence de ces hémorragies, de quels moyens dis-
pose-t-il et, de tous, auquel devra-t-il donner la préférence ?

D'abord, la première indication est d'arrêter l'hémorragie, et cela chaque fois « que le flux sanguin dé-
passera les limites réputées normales (1), », ensuite, la
cause de l'hémorragie une fois connue, s'adresser à
celle-ci chaque fois que cela sera possible. On peut
donc dire traitement symptomatique et traitement
causal, ou, comme certains auteurs, traitement palliatif
et curatif; mais, disons tout de suite qu'il y a des cas où
le symptôme hémorragie est toute la maladie, et où, par
conséquent, un traitement symptomatique ayant donné
de bons résultats peut être considéré comme curatif.

Pour arrêter l'hémorragie, les traitements conseillés
sont nombreux : la première indication est d'imposer
l'immobilité complète à la malade, puis l'on emploie la
série des hémostatiques préconisés et souvent sans ré-

---

(1) LABADIE-LAGRAVE et LEGUEU. Traité de gynécologie.

sultats. Viennent en première ligne les injections vaginales prolongées, qu'on conseilla tout d'abord froides,
mais qu'il est préférable d'employer très chaudes.

Mais en général les injections sont insuffisantes :
c'est alors qu'on emploie l'ergot de seigle sous toutes ses
formes, ergotine, ergotinine, à l'intérieur ou en injections, mais les résultats sont peu satisfaisants et les
qualités hémostatiques de l'ergot ont été très exagérées :
l'extrait fluide d'hydrastis canadensis semble un peu
plus efficace, nous avons eu nous-même l'occasion de
l'employer dans des cas de métrorragies où l'ergot avait
échoué, et le résultat fut plus heureux. On a vanté également l'action de la digitale, de l'hamamelis virginica,
qui sont des moyens très inconstants. De même on
n'obtient que de courts répits en employant la dilatation
du col ; quant aux injections intra-utérines de perchlorure de fer dont on a parlé ces dernières années, rien
ne prouve encore leur efficacité, et le perchlorure doit
présenter dans l'utérus les mêmes inconvénients que
partout ailleurs. Ces moyens épuisés, en présence d'une
hémorragie abondante qui dure encore, le médecin est
amené à songer à l'intervention chirurgicale.

Mais cette intervention peut ne pas toujours être
acceptée des malades, quand l'hémorragie est légère et
même dans certains cas lorsqu'elle est abondante
(Obs. XX). En outre, cette intervention peut ou n'être
pas complètement curative ou par trop radicale; nous
faisons allusion d'abord aux curettages inefficaces et
ensuite aux castrations qui ont pu être faites, faute de
mieux, pour des lésions parfois minimes en apparence.

Enfin l'intervention peut ne pas être possible immédiatement.

Bien que nous considérions le curettage comme le moyen encore le plus efficace et le plus rationnel pour combattre les métrorragies, nous pensons que, pratiqué comme nous le recommandons, le lavage utérin odé, suivi d'une injection et d'un pansement gélatiné, constitue une bonne méthode thérapeutique. Comme traitement palliatif, il nous paraît être le meilleur, et il peut devenir un traitement complémentaire très utile (Obs. XIX). Ce n'est pas un traitement causal assurément, et il ne saurait s'appliquer évidemment à toutes les métrorragies, quelle qu'en soit la cause. Mais chez un certain nombre de malades, il donnera de bons résultats temporaires.

Sans dire que le sérum gélatiné est un agent sûr et constant contre l'hémorragie, on peut dire qu'il a cet avantage d'agir sérieusement comme hémostatique immédiat. Il est bien certain qu'à l'heure actuelle on ne peut songer à poser le sérum gélatiné comme un agent curatif des métrorragies, ce qui n'empêche que dans des cas de métrorragies sans lésions utérines, dans ces métrorragies appelées idiopathiques par certains auteurs, et dans celles où la cause échappe au médecin, le sérum, détruisant l'unique symptôme, c'est-à-dire l'hémorragie, pourrait être considéré comme véritablement curatif : il ne lui manque encore pour cela que la consécration donnée par la persistance de la guérison.

RÉSULTATS

Nous apportons dix-huit observations prises à la consultation de gynécologie de l'hôpital Broca, et deux observations dues à l'obligeance de M. le D⟨r⟩ Jayle. Dans ces vingt observations, on employa dix-huit fois les lavages gélatinés, et deux fois les pansements vaginaux gélatinés. Ces métrorragies peuvent se décomposer ainsi :

8 métrites chroniques avec métrorragie.
4   —   —   au cours du traitement.
1 métrorragie sans cause reconnue.
2   —   à la suite de fausses couches.
3   —   dans des utérus fibromateux.
1   —   dans un cas de métrite avec polype muqueux.
1   —   de la ménopause.

Sauf dans ce dernier cas, la gélatine arrêta l'hémorragie, et, chez toutes les malades, traitée il y a un certain temps, le résultat a été durable.

———

OBSERVATIONS

*Métrite chronique; annexite double. — Métrorragie au cours
du traitement. — 3 lavages à la solution iodée et gélatinée
— Arrêt des pertes de sang.*

31 août 1897. — Louise H..., femme M..., 27 ans.
3 accouchements : 1ᵉʳ en 1891, à 8 mois, enfant vivant ;
2ᵉ en 1892, à 6 mois et demi, enfant mort ;
3ᵉ en 1894, à 8 mois, péritonite, enfant mort.
Pas de fausses couches.
Réglée à 13 ans et demi. Règles régulières, pas trop abondantes, 3 jours, pas douloureuses. Dernières 30 juillet 1897.
Symptômes. — Pertes blanches puis vertes depuis 2 ans.
Douleurs dans tout le ventre, particulièrement à gauche, irradiées aux cuisses, un peu aux reins.
Examen physique. — Vulve normale, col un peu dur, à
peine entr'ouvert, granuleux, un peu effacé. Corps en antéflexion. A gauche et à droite, annexes empâtées, douloureuses,
un peu prolabées formant tumeur du volume d'une noix. Cul-
de-sac postérieur un peu douloureux.
Diagnostic. — Eudométrite chronique. Annexite double.
Traitement. — La malade refusant toute intervention, on
prescrit: lavages intra-utérins, massage.

16 *septembre* 1897. — On a fait 11 lavages intra-utérins au permanganate qui ont tous été faciles mais un peu douloureux, les pertes ont diminué.

27 *septembre* 1897. — Six lavages iodés ont été faits. Depuis 48 heures, elle perd en rouge bien qu'elle ait eu ses règles le 8. On prescrit les lavages à l'iode et à la gélatine.

7 *octobre* 1897. — On a fait les lavages les 1, 2 et 4 octobre. Le 5, elle ne perdait plus en rouge, le sang s'est arrêté progressivement, elle perd encore un peu en blanc.

28 *octobre* 1897. — La malade entre à l'hôpital avec une poussée de pelvipéritonite. Plus de pertes rouges.

13 *janvier* 1898. — Laparotomie et castration du côté gauche.

31 *mai* 1898. — La malade toujours réglée ne souffre plus, n'a jamais eu de pertes rouges.

OBSERVATION II

Métrite chronique. — Polype muqueux avec forte métrorragie, d'une durée de 20 jours, augmentée à la suite d'un curettage, arrêtée après 2 injections à l'iode et à la gélatine.

1ᵉʳ *septembre* 1897. — Louise J..., 23 ans.

Pas d'accouchements.

Fausse couche le 5 janvier 1897.

Réglée à 15 ans.

Règles régulières, peu abondantes, 3 ou 4 jours, pas douloureuses, dernières le 23 août.

Symptômes. — Blennorragie depuis mars, pertes irritantes.

Douleurs dans le ventre surtout à gauche, irradiées à l'aine.

Examen physique. — Vulve normale, col un peu abaissé, un peu entr'ouvert, un peu déchiré à droite. Corps en antéflexion, à gauche, on perçoit à peine l'ovaire, rien à droite, cul-de-sac postérieur un peu douloureux.

Diagnostic. — Métrite chronique d'origine blennorragique.

Traitement. — Toute intervention étant impossible, lavages intra-utérins.

27 *septembre.* — La malade a eu 12 lavages intra-utérins au permanganate puis à la solution iodée. Les pertes jaunâtres glaireuses sont très diminuées. Des hémorragies sont survenues dès le 4e lavage. Le tamponnement ne les arrête pas.

16 *octobre.* — Comme on voyait un petit polype muqueux, on pratique un curettage du corps et du col sans chloroforme. La curette ramène des débris de muqueuse assez abondants. Les pertes ont néanmoins continué et sont devenues si fortes, du 18 au 23, que la malade a été forcée de garder le lit.

23. — La malade perd beaucoup de sang ; on injecte dans l'utérus de la solution iodée puis gélatinée.

24. — Les tampons sont à peine rosés ; nouvelle injection.

25. — Les pertes sont complètement arrêtées.

27. — La malade rentre à l'hôpital pour se reposer, mais ne perd plus et ses douleurs ont presque disparu.

OBSERVATION III

Métro-salpingo-ovarite double avec métrorragie durant depuis un mois. — 6 injections à l'iode et à la gélatine. — Arrêt des pertes.

8 *septembre* 1897. — Élisa B..., 22 ans.

Ni accouchements ni fausses couches.

Réglée à 14 ans. Règles très irrégulières, abondantes, 7 à 8 jours, pas douloureuses, depuis 5 à 6 ans moins abondantes, 3 à 4 jours et très douloureuses. Dernières 30 août.

Symptômes. — Pertes blanches depuis 2 ans, devenues jaunâtres ; cuisson en urinant. Pertes rouges : 1re il y a 2 ans, durée 1 mois, la 2e le 13 juillet a duré 1 mois, la 3e a commencé il y a 10 jours. Douleurs de ventre surtout à droite, irradiées aux cuisses.

Examen physique. — Vulve normale, rouge avec des glaires jaunes purulentes, col un peu abaissé, de volume normal. Corps en arrière. À gauche, annexes hypertrophiées, empâtées, douloureuses, prolabées, du volume d'une noix, à droite lésions moins avancées qu'à gauche. Ventre ballonné. Néphroptose droite.

Diagnostic. — Métro-salpingo-ovarite double. Métrorragie depuis 10 jours.

Traitement. — Repos et injections chaudes.

25 janvier 1898. — On lui fit un curettage en septembre. Les pertes de sang cessèrent, puis reparurent le 25 décembre. On essaye la réduction de l'utérus, mais on n'y arrive que partiellement.

On prescrit des lavages à l'iode et à la gélatine.

31 janvier 1898. — 6e injection aujourd'hui, les pertes ont cessé depuis la 2e injection.

OBSERVATION IV

Métrite chronique. — Fibrome probable. — Métrorragies
depuis trois mois. — Quatre lavages à l'iode et à la géla-
tine, deux à l'iode seulement. — Disparition des pertes.

27 décembre 1897. — Alzire G..., 38 ans.

2 accouchements.

Réglée à 15 ans, régulièrement.

Règles devenues irrégulières et plus abondantes depuis avril.

Dernières règles régulières le 26 mai.

Symptômes. — Pertes de sang en septembre.

Depuis le 20 septembre, perte de sang avec caillot, sans odeur.

Cœur: palpitations. Appareil urinaire : polyurie et pollakiurie.

Examen physique. — Vulve large, déchirée en arrière, colpocèle antérieure.

Col bas, déchiré, largement ouvert, laissant pénétrer l'index.

Corps en arrière, fléchi, peut-être fibrome de tout le cul-de-sal postérieur, irréductible même dans la position genupectorale, par manœuvres vaginales et rectales.

On sent les annexes accolées de chaque côté à l'utérus. Hystérométrie, 8 centimètres.

Parois abdominales, flasques, surchargées de graisse avec dilatation des veines sus-pubiennes.

Diagnostic. — Métrite chronique, utérus avec fibrome probable de la paroi postérieure, en rétroflexion, adhérente. Lésions très légères des annexes.

Traitement. — On propose alors l'hystérectomie, refusée par la malade.

On prescrit des lavages à l'iode et à la gélatine.

8 janvier 1898. — On fait, les 3, 4, 5 et 6 janvier, des lavages à l'iode et à la gélatine. La malade ne perd plus qu'une légère goutte de sang de temps en temps. Les 7 et 8 janvier, lavages iodés seulement. Aujourd'hui, la malade ne perd plus.

17 janvier. — On revoit la malade qui n'a pas reperdu.

31 janvier. — Même état.

24 mars 1898. — La malade n'a pas perdu de sang, elle a eu ses règles peu abondantes le 21 février et le 17 mars.

OBSERVATION V

Métrite avec métrorragies depuis vingt-six jours. — Lavages intra-utérins à la solution iodée et à la gélatine. — Disparition des pertes.

4 février 1898. — Blanche L., 30 ans.

Deux accouchements ; le premier en 1887 ; le deuxième en 1889; à terme, suites normales. Ni fausse couche, ni blennorragie.

Réglée à 15 ans ;

Règles: régulières seulement depuis deux ans, peu abondantes, pas douloureuses, durant trois ou quatre jours.

Dernières règles le 10 janvier, suivies de ménorragies qui durent encore.

Symptômes. — Pertes blanches survenant après les règles, ayant toujours existé ; rouges depuis le 10 janvier, très abondantes.

Douleurs siégeant dans le ventre et les reins depuis le 10 janvier.

Palpitations : éblouissements ; maux de tête.

Examen physique. — Légère déchirure du périnée ; col abaissé, légèrement granuleux, entr'ouvert largement, un peu déchiqueté. Corps en avant, dur ; annexes gauches sensibles, mais très peu hypertrophiées.

Annexes droites à peine senties, non douloureuses.

Au spéculum on voit que le col est nettement granuleux.

L'hystéromètre pénètre facilement en avant et à gauche de 7 centimètres.

Diagnostic. — Métrite avec métrorragie.

Traitement. — Toute intervention étant impossible : lavages intra-utérins iodés, suivis de lavages à la gélatine.

12 *février* 1898. — Six lavages iodés et gélatinés ont été faits ; depuis hier les pertes rouges ont complètement cessé ; la malade perdait à flots avant les lavages.

14 *février* 1898. — La malade continue à ne plus perdre en rouge, et l'on fait un dernier lavage à l'iode et à la gélatine.

26 *février* 1898. — Depuis le 14, on a mis tous les jours un tampon gélatiné car elle perdait encore quelques gouttes de sang. Aujourd'hui plus rien. Pas de règles jusqu'à ce jour.

10 *juin* 1898. — On revoit la malade qui déclare n'avoir jamais perdu de sang depuis février et avoir eu ses règles en mai, du 18 au 22, très peu abondantes.

Observation VI

*Métrite chronique avec métrorragies. — Utérus fibromateux.
— 20 lavages iodés dont cinq suivis de lavages gélatinés.
— Résultat immédiat parfait.*

17 *janvier* 1898. — Alphonsine T..., 38 ans.

Dix accouchements: faciles sans suites; cinq enfants vivants.

Fausse couche de deux mois il y a deux ans, suivie de phlébite de la jambe gauche, ayant duré trois mois. Réglée à treize ans et demi; règles: abondantes peu douloureuses, durant quatre à cinq jonrs.

Symptômes. — Pertes blanches et jaunes, depuis quatre mois ; rouges, assez abondantes, douloureuses depuis quatre mois, accompagnées de caillots parmi lesquels on a trouvé un petit fragment de tissu fibreux (?) du volume d'une amande. Douleurs dans le ventre s'irradiant dans les reins.

Tube digestif: anorexie ; ballonnement du ventre après les repas.

Appareil urinaire : pollakiurie.

État général: amaigrissement prononcé depuis quatre mois. Essoufflement et transpiration faciles.

Examen physique. — Vulve large, déchirée en arrière, colpocèle antérieure. Col un peu abaissé, un peu volumineux et dur. Corps gros en rétro-flexion sur le col, occupant le cul-de-sac de Douglas. Tout l'organe est en rétro-version réductible, la malade étant en position dorso-sacrée. Annexes gauches un peu hypertrophiées, un peu douloureuses et paraissant kystiques. On sent, à leur niveau, une série de petites globulations. Annexes droites douloureuses, moins hypertrophiées qu'à gauche. Dans le cul-de-sac postérieur, on sent de petites masses un peu douloureuses qui sont formées probablement aux dépens des annexes. Paroi abdominale relâchée, sur-

chargée de graisse rendant l'examen difficile. Estomac dilaté.
Au spéculum on voit le col lisse. L'hystéromètre pénètre en
avant (après réduction) à 8 centimètres ; mais il pénètre également en arrière, l'utérus restant dans la même position, ce
qui prouve que la cavité utérine est très large:

Diagnostic. — Étant donnée l'expulsion de la masse fibreuse
du volume d'une amande, dont il a été question, il est probable
que l'utérus est fibromateux ; annexite double, légère. Possibilité d'existence d'un fibrome de la paroi postérieure de
l'utérus, ce qui expliquerait la saillie du corps dans le cul-de-
sac postérieur.

Traitement. — Toute intervention étant refusée, lavages
intra-utérins.

5 février 1898. — Il a été pratiqué quinze lavages à la
solution iodée, les 17, 18, 19, 20, 21, 22, 24, 25, 26, 27,
28 janvier, les 2, 3, 4 et 5 février, ces lavages n'ont pas été
douloureux. Les règles sont apparues dans l'intervalle (le
29 janvier), elles ont duré quatre jours, ont été peu abondantes et sans caillots. L'utérus est toujours en rétroversion
et les douleurs sont à peu près nulles. Les pertes jaunes sem-
blent avoir disparu, mais il persiste toujours un suintement
sanguin quotidien.

12 février 1898. — Les 7, 8, 9, 10 et 11 février, il a été
pratiqué quotidiennement un lavage intra-utérin à la solution
iodée, suivi d'un lavage à la gélatine. Au troisième lavage,
gélatiné les pertes ont cessé. A ce jour on ne constate plus
aucunes pertes, ni jaunes, ni rouges.

OBSERVATION VII

*Métrite du col. — Utérus probablement fibromateux. —
Métrorragie durant depuis un mois. — 3 lavages au sublimé et à la gélatine. — Arrêt des pertes rouges.*

1er février 1898. — M. P..., femme T..., 30 ans.

3 accouchements, le 1er il y a 9 ans, le 2e il y a 5 ans, le dernier il y a 2 ans, difficile, suivi d'abondantes hémorragies.

1 fausse couche de 3 mois entre le 1er et le 2e accouchement.

Blennorragie aiguë il y a trois semaines.

Réglée à 18 ans et demi.

Règles : très irrégulières, très abondantes, douloureuses, durent 8 jours.

Dernières règles le 20 janvier.

Symptômes. — Pertes : blanches depuis le dernier accouchement ; jaunes abondantes depuis 3 semaines ; rouges, deux ou trois pertes sanguinolentes entre les règles, ces derniers temps.

Douleurs de ventre qui ont commencé il y a cinq ans, des deux côtés surtout à gauche, irradiées aux reins et à la cuisse gauche. Calmées par le repos au lit. Troubles gastriques. Constipation. Toux. Palpitations. Quelques crises de nerfs.

Examen physique. — Vulve large, légère déchirure de la fourchette. Col en arrière, dur, granuleux, exulcéré, orifice déchiqueté. Corps gros, mobile. Rien à droite. A gauche, on sent la trompe comme un petit cordon. Dans le cul-de-sac postérieur, petite grosseur à droite du volume d'une amande verte, sensible, probablement l'ovaire prolabé.

Dans la fosse iliaque gauche on sent l'S iliaque rempli de matières.

Paroi abdominale relâchée, pas de rein flottant.

Au spéculum, col gros, rouge, lèvre antérieure lisse, lèvre postérieure exulcérée sur une étendue de plus de 1 centimètre.

Diagnostic. — Métrite du col, corps gros, probablement fibromateux, annexite double légère. Atonie intestinale.

Traitement. — Toute intervention étant refusée, applications d'air chaud, régime lacté.

17 février. — 10 applications d'air chaud ont été faites et des douches vaginales. Pertes moins abondantes et plus claires.

23 *mars*. — Lavages intra-utérins depuis le 10 mars, 7 au permanganate et 4 au sublimé. Les douleurs sont restées stationnaires, les pertes ont beaucoup diminué mais pas totalement. Le malade perd du sang depuis un mois.

2 *avril*. — Depuis le 23, lavages au sublimé suivis de lavages à la gélatine. Les pertes de sang se sont arrêtées au 3ᵉ lavage; il reste toujours un peu de pertes blanches.

OBSERVATION VIII

Métrorragie de la ménopause durant depuis deux ans; 20 lavages au permanganate et à la gélatine dans la position dorso-sacrée, sans résultat. — 3 lavages dans la position genu-pectorale. Résultat nul.

1ᵉʳ *mars* 1897. — Milidine L...., 50 ans.

1 accouchement à l'âge de 20 ans, au forceps.

Pas de fausses couches.

Réglée à 13 ans.

Règles régulières, peu douloureuses, durant de 8 à 10 jours.

Dernières règles normales il y a deux ans, depuis, pertes continuelles.

Symptômes. — Pertes blanches avant les pertes rouges qui ont paru il y a deux ans et durent depuis, peu abondantes, mais augmentent par la fatigue. Pas de douleurs. Peu d'appétit, digestions difficiles. Pollakiurie sans polyurie. Bouffées de chaleur.

Examen physique. — Col petit, haut situé, normal. Corps en avant. Rien dans les culs-de-sac droit et gauche. L'examen est d'ailleurs difficile, la paroi abdominale étant surchargée de graisse, la malade pèse 186 livres. On ne sent rien dans le ventre. Hystérométrie douloureuse à 5 centimètres 1/2.

Diagnostic. — Métrorragie de la ménopause.

Traitement. — Toute intervention étant refusée: lavages intra-utérin au permanganate et à gélatine ; ovarine.

24 *mars* 1898. — 20 lavages ont été faits sans résultats, insuccès attribué à la position dorso-sacrée. Aujourd'hui la malade a été mise en position genu-pectorale, une injection de 200 grammes de gélatine est faite, puis un pansement vaginal gélatiné, et la malade est laissée un quart d'heure dans la position genu-pectorale.

26 *mars.* — 3ᵉ pansement dans la position dorso-sacrée.

6 *juillet* 1898. — Les pertes de la malade, après avoir diminué, ont reparu ; la malade ne revint pas à l'hôpital par crainte de l'opération.

OBSERVATION IX

Métrite chronique avec métrorragie. — Annexite double. — Pertes rouges depuis 40 jours, arrêtées après deux pansements à la gélatine.

24 *mars* 1898. — Mᵐᵉ H..., veuve C..., 42 ans.

2 accouchements, le dernier il y a 13 ans.

Règles à 19 ans.

Régulières, abondantes, plus depuis ses couches, peu douloureuses, duraient cinq à six jours, durent maintenant neuf, dix et quinze jours.

Dernières règles le 3 février, depuis elle n'a pas cessé de perdre.

Symptômes. — Pertes blanches, continuelles depuis quinze ans.

Pertes rouges : très abondantes depuis quarante jours, depuis huit jours, c'est un flot de sang avec des caillots.

Douleurs de ventre depuis dix-sept ans, ont augmenté il y a quinze jours, s'irradient aux reins, sont moindres maintenant.

Légères palpitations, un peu d'essoufflement, digestions difficiles, constipation. Syphilis à 25 ans.

Examen physique. — Vulve large. Pas de colpocèle.

Col un peu bas, déchiré à droite, un peu dur, orifice largement entr'ouvert. Corps en avant, gros, douloureux.

Annexes gauches, empâtées, douloureuses, droites également, formant une petite masse du volume d'une petite noix.

Au spéculum : le col n'est pas ulcéré si ce n'est un peu au niveau de sa lèvre postérieure.

Hystéromètre pénètre en avant à 8 centimètres.

Diagnostic. — Métrite chronique avec métrorragie. Annexite double.

Traitement. — Son médecin l'avait envoyée pour un curettage, mais la malade ne peut entrer à l'hôpital.

On lui fait des pansements vaginaux à la gélatine.

29 *mars* 1898. — La malade a gardé son deuxième pansement trois jours. Elle ne perd presque plus. On met un tampon sec, simple.

5 *avril* 1898. — La malade ne perd toujours plus en rouge, souffre beaucoup moins et dit perdre un peu en blanc moins qu'autrefois, à l'examen on voit qu'elle perd eu réalité beaucoup en blanc.

15 *avril* 1898. — On fait plusieurs pansements antiseptiques contre ses pertes blanches.

13 *juin.* — Elle va très bien. Ne souffre plus. Perd beaucoup moins en blanc, a eu ses règles en mai, de huit à dix jours comme d'habitude, les a en ce moment. N'a pas eu de métrorragies.

OBSERVATION X

Métrite chronique, métrorragie récente. — Six lavages à l'iode et à la gélatine, arrêt des pertes rouges.

28 *mars* 1898. — Edmondine B..., 18 ans.
Pas d'accouchements.

Une fausse couche d'un mois dont on n'a pas vu le fœtus. Réglée à 14 ans.

Règles irrégulières depuis deux mois, assez abondantes, durant quatre à cinq jours. Dernières règles : actuellement après un retard de quinze jours.

Symptômes. — Pertes blanches peu abondantes depuis deux ans environ, pertes rouges abondantes actuelles ne constituant pas seulement un flux menstruel retardé.

Douleurs : dans le bas-ventre des deux côtés, s'irradiant aux reins, pas aux cuisses, ne se calmant pas par le repos, continues, datant de la fausse couche.

Appareil cardiaque : palpitations depuis un an. Poumons: toux sèche depuis un mois environ, n'a jamais craché le sang. Appareil digestif: digestion facile, pas d'inappétence. Appareil urinaire : pollakiurie, pas de polyurie, la miction n'est pas cuisante. Nerveuse.

État général : pas de fièvre ; pas d'insomnie ; amaigrissement notable depuis un mois.

Examen physique. — Vulve normale; col petit ; corps en avant en antéflexion peu prononcée, mobile. A gauche, annexes hypertrophiées, légèrement douloureuses, indurées, trompe sensible comme un petit cordon gros comme le doigt se terminant par une masse grosse comme une noix sèche ; à droite, annexes hypertrophiées, moins indurées, plus empâtées qu'à gauche ; ovaire, empâté, du volume d'une noix prolabé dans le cul-de-sac.

Diagnostic. — Métrite chonique. Annexite double. Ovarite principalement.

Traitement. — Tout intervention étant refusée, lavages à l'iode et à la gélatine.

15 *avril* 1898. — La malade a eu six pansements à l'iode et à la gélatine.

Les pertes ont rapidement diminué, puis disparu.

Le malade revient aujourd'hui parce qu'elle perd toujours en blanc et qu'elle a quelques douleurs vagues et diffuses.

2 *mai* 1898. — Le jeudi 28 avril dans la nuit, la malade a eu des douleurs très vives dans le ventre et une hémorragie abondante avec des caillots.

Actuellement plus d'hémorragie depuis le 30 avril, mais elle souffre dans le ventre et dans les reins et perd beaucoup en blanc ; on fait des lavages intra-utérins.

10 *juin* 1898. — On revoit la malade, qui a eu ses règles du 25 au 30 mai, abondantes, avec quelques caillots comme d'habitude ; les douleurs de ventre n'ont pas disparu ; il existe encore des pertes blanches, mais pas de métrorragie persistante depuis le 28 mars.

OBSERVATION XI

Métrite avec métrorragie. — Rétroflexion, annexite bilatérale.
— Pertes de sang depuis 5 jours. — 6 lavages iodés et
gélatinés. — Arrêt de ces pertes.

28 *mars* 1898. — Marie T..., femme C..., 23 ans.

Deux accouchements, le dernier il y a 4 ans. Enfants morts le jour de leur naissance.

Une fausse couche de 4 mois, il y a 3 ans.

Réglée à 14 ans.

Règles régulières, douloureuses, peu abondantes, durant de 4 à 5 jours.

Dernières règles très abondantes constituant une véritable hémorragie.

Symptômes. — Pertes blanches depuis sa fausse couche, pertes rouges depuis le 8 mars, époque de ses dernières règles.

Douleurs dans le ventre depuis l'apparition des pertes rouges, des deux côtés, surtout à droite, s'irradiant aux cuisses, pas aux reins, ne sont pas calmées par le repos.

Appareil digestif : inappétence, douleurs d'estomac, digestion pénible, renvois, nausées, constipation, la malade va à la selle tous les 2 ou 3 jours.

Appareil urinaire : pollakiurie sans polyurie.

Un peu nerveuse. Pas de changements dans l'état général.

Examen physique. — Ventre souple facile à déprimer.

Vulve et périnée en bon état. Col utérin très abaissé à 5 centimètres de l'orifice vulvaire, un peu gros, pas déchiré.

Corps en rétroflexion très prononcée, irréductible.

A gauche, les annexes forment une masse volumineuse multilobulée qui vient dans le cul-de-sac postérieur et qui se confond si bien avec l'utérus qu'il est difficile d'établir une démarcation bien nette.

A droite, les annexes sont également hypertrophiées, empâtées, douloureuses, contribuant pour leur part à maintenir l'utérus dans sa position vicieuse.

L'hystéromètre va en arrière à 7 centimètres.

Diagnostic. — Métrite avec métrorragie, rétroflexion, annexite bilatérale.

Traitement. — Le malade ne voulant pas entrer à l'hôpital, on prescrit les lavages intra-utérins.

25 avril. — On n'a pas fait de lavage à la solution gélatinée car, au moment de commencer le traitement, la malade ne perdait presque plus.

17 séances de massages ont été pratiquées et actuellement la malade ne souffre plus du tout et va régulièrement à la selle, les douleurs ne dataient guère que d'un mois. Mais elle perd en rouge depuis 4 jours, bien qu'elle ait eu ses règles le 8. On prescrit les lavages à l'iode et à la gélatine.

9 mai 1898. — On a pratiqué les lavages les 26, 27, 28, 29, 30 avril et le 2 mai, les pertes rouges se sont complètement arrêtées.

Aujourd'hui elle ne se plaint que de perdre en blanc et de la constipation revenue depuis que l'on a cessé les massages.

9 juin. — Des lavages au sublimé ont été faits et actuellement la malade ne souffre plus, ne perd plus ni en rouge ni en blanc et dit se porter très bien, les lésions des annexes restent les mêmes.

OBSERVATION XII

Métrite chronique. — Annexite gauche légère. — Métrorragie au cours du traitement, arrêtée par un seul lavage à l'iode et à la gélatine.

5 *avril* 1898. — Mme R..., femme B..., 44 ans.

Un accouchement normal, sans suites, il y a 14 ans.

3 fausses couches, la dernière il y a 10 ans.

Réglée à 13 ans.

Règles régulières, un peu abondantes, très douloureuses durant de 3 à 5 jours, les dernières le 17 mars.

Symptômes. — Pertes blanches, beaucoup depuis six mois.

Douleurs, pas très fortes dans le ventre du côté gauche, lancinantes, venant par crises, ne se calmant pas par le repos et s'irradiant aux reins mais pas aux cuisses.

Palpitations plus fortes depuis 3 mois, depuis 3 mois aussi mauvais appétit, mauvaises digestions, constipation.

Un peu nerveuse. Un peu amaigrie depuis 2 mois, sueurs et frissons le soir quelquefois.

Examen physique. — Vulve un peu large, déchirée en arrière. Col abaissé. Utérus en rétroposition. A gauche, on ne sent rien mais les annexes sont prolabées dans le cul-de-sac postérieur, et douloureuses. Rien à droite.

La paroi abdominale est un peu relâchée, le rein droit abaissé.

Diagnostic. — Métrite chronique. Utérus en rétroversion légère. Annexite gauche légère avec prolapsus. Dilatation stomacale, atonie intestinale, néphroptose.

Traitement. — Contre les lésions de métrite et sur le refus de toute intervention : lavages intra-utérins.

26 *mai* 1898. — On revoit la malade, les pertes qui avaient beaucoup diminué à la suite des lavages ont reparu depuis quelques jours, on lui fait de nouveau des lavages.

4 *juin* 1898. — Après 4 lavages au permanganate et 7 au sublimé, les douleurs sont moindres, le sommeil est revenu, la marche est plus facile. Mais depuis 4 ou 5 jours la malade perd du sang qui tache ses tampons et chaque matin avant le lavage on trouve le vagin rempli de caillots.

Après avoir débarrassé le vagin de ses caillots par un lavage, on introduit la sonde dans l'utérus pour injecter la solution iodée, on trouve l'utérus également rempli de caillots de sang. On fait l'injection iodée suivie de l'injection gélatinée.

10 *juin* 1898. — Une seule injection a suffi pour arrêter les pertes de sang. On constate également le résultat obtenu par l'introduction quotidienne de la sonde pour les lavages intra-utérins : l'utérus est revenu en avant et s'est fixé en bonne position.

29 *juin*. — La malade, à part la solution gélatinée, a eu 12 lavages au sublimé ; elle se trouve mieux, mais perd encore en blanc.

30 *juin*. — Ne perd pour ainsi dire plus en blanc, on lui conseille de rester chez elle en se contentant d'injections vaginales et de revenir dans un mois.

Elle n'a pas reperdu en rouge, et l'on n'a pas trouvé de caillots de sang ni dans le vagin ni dans l'utérus.

OBSERVATION XIII

Métrite post-puerpérale du corps et du col. — Métrorragies au cours du traitement. — 4 lavages à l'iode et à la gélatine. — Arrêt des pertes.

3 *juin* 1898. — Mᵐᵉ Ada B..., 25 ans.
1 accouchement normal, il y a 5 ans.
Fausse couche de 5 mois, il y a 3 mois.
Règles à 15 ans, régulières, douloureuses, abondantes, durant de 4 à 5 jours.

Pertes blanches ou jaunes depuis l'avortement, irrégulières et en quantité variable : rouges, hémorragies pendant 6 semaines après sa fausse couche, depuis elle a eu ses règles deux fois au cours du mois de mai pendant 10 jours.

Douleur dans le ventre depuis la fausse couche, intenses pendant 6 semaines, moins vives maintenant par petites crises, irradiées aux reins, pas aux cuisses, pas calmées par le repos.

Très constipée, très affaiblie, lassitude générale.

Examen physique. — Vulve large, déchirure du périnée, débris d'hymen hypertrophié, pas de colpocèle.

Col utérin de moyen volume, légèrement granuleux, corps petit en avant en antéflexion, à gauche petite grosseur du volume d'une petite amande un peu sensible, à droite on sent également l'ovaire comme une amande et sensible, empâtement de péri-annexite, dans le cul-de-sac postérieur on sent les matières dans le rectum. Paroi abdominale un peu relâchée avec un peu d'écartement des droits antérieurs, le rein droit est abaissé dans l'inspiration.

Pas de dilatation d'estomac.

Diagnostic. — Métrite post-puerpérale du corps et du col, annexite double légère.

Traitement. — La malade refusant toute espèce d'intervention, bien que le curettage paraisse dans ce cas le meilleur mode de traitement, on s'en tient à des lavages intra-utérins de sublimé.

23 *juin.* — 14 lavages ont été faits dont 10 au sublimé et 4 à l'iode et à la gélatine dans les conditions suivantes ; la malade venait d'avoir ses règles pendant 5 jours et les lavages avaient été repris, lorsqu'elle commença à perdre du sang, la gélatine fut alors employée en lavages avec tamponnements vaginaux ; au 4ᵉ pansement, les pertes de sang avaient complètement disparu et les lavages au sublimé purent être continués jusqu'à ce jour.

Cette nuit, la malade a perdu quelques gouttes de sang. Actuellement elle se trouve très améliorée, elle marche pendant une heure sans fatigue, alors qu'elle ne pouvait pas marcher au début. Les pertes ont de leur côté considérablement diminué, elle n'a plus besoin de se garnir. A l'examen, les lésions péri-annexielles ont presque totalement disparu. Le col est encore rouge, granuleux. Pansements vaginaux.

2 *juillet*. — Va très bien.

OBSERVATION XIV

Métrite chronique. — Ovarite gauche. — Métrorragie au cours du traitement. — 6 lavages à l'iode et à la gélatine. — Arrêt des pertes.

12 *mai* 1898. — Mme Mélanie Z..., 25 ans.

1 accouchement normal il y a 2 ans.

Pas de fausses couches.

Règles à 15 ans, irrégulières, retard chaque fois, étant jeune fille six semaines sans règles, pas douloureuses, abondantes, durée 8 jours. Depuis 2 mois règles un peu en avance, dernière le 3 mai.

Pertes blanches depuis très longtemps, jaunes et vertes depuis 5 ou 6 mois, abondantes, épaisses, tachant le linge, en avril la malade a perdu en rouge pendant quelques jours.

Aucune douleur dans le ventre ou les reins.

La malade a toussé depuis l'âge de 16 ans, craché du sang, ce qui ne lui arrive plus depuis son accouchement. Pas de trouble digestif.

Constipation légère, lassitude générale, un peu d'amaigrissement.

Examen physique. — Vulve large, très légère colpocèle antérieure, col gros, hypertrophié, déchiré jusqu'au vagin à droite et presque jusqu'au vagin à gauche.

Corps petit, en antéflexion ; à gauche petite grosseur du volume d'une amande verte, douloureuse, assez molle, probablement l'ovaire correspondant kystique; à droite, l'ovaire est petit, mais sensible; au spéculum, col rouge exulcéré sur ces deux lèvres. Paroi abdominale un peu relâchée, amincie. Femme très maigre, les bords costaux sont tout à fait rentrés comme si la malade s'était horriblement serrée avec son corset. — Estomac dilaté.

Diagnostic. — Métrite chronique surtout du col. Ovarite gauche.

Traitement. — La malade refusant toute intervention, on commence des lavages.

23 *juin.* — 6 lavages au sublimé ont été faits.

La malade ayant eu ses règles du 3 au 9 mai, le 26 mai, après six lavages, la malade a eu des pertes de sang ; au bout de 8 jours, les pertes ne cessant pas, on fait des lavages à l'iode et à la gélatine suivis de bains du col à la gélatine.

Les pertes se sont arrêtées progressivement au fur et à mesure des lavages et au 6ᵉ la malade ne perdait plus de sang.

Depuis, on a pu continuer les lavages au sublimé, 3 ont été faits et n'ont pas été suivis de pertes de sang.

Aujourd'hui contre les lésions du col on commence les applications d'air chaud.

Observation XV

Métrorragie durant depuis quinze jours. — 4 lavages à l'iode et à la gélatine. — Arrêt des pertes.

2 *juin* 1898. — Mᵐᵉ S...., 37 ans.

4 accouchements, le dernier il y a 3 ans.

Pas de fausses couches.

Réglée à 15 ans, régulièrement, règles peu abondantes, non douloureuses.

Dernières règles le 10 mai.

Symptômes. — Un peu de pertes blanches après les règles.

Pertes rouges. La 1re il y a 17 ans, 9 jours, après un accouchement : durée un mois.

Les autres à peu près tous les ans durant 8 jours.

Depuis le 18 mai elle perd du sang, pas de caillots, d'une façon continue.

Examen physique. — Vulve un peu large, déchirure du périnée, colpocèle. Col dur assez haut situé. Corps de l'utérus en avant. Pas de tumeurs annexielles.

Hystérométrie, 6 centimètres 1/2.

Diagnostic. — Métrorragie.

Traitement. — Toute intervention étant impossible, lavage à l'iode et à la gélatine. 1re injection le 2 juin.

3 juin. — La malade n'a presque pas perdu. Un peu de sang sur les tampons. 2e injection.

4 juin. — La malade n'est plus obligée de porter de garniture ; elle a perdu quelques gouttes d'eau roussâtre. Les tampons sont légèrement colorés, 3e injection.

6 juin. — Pas eu d'injection depuis deux jours ; elle a perdu un peu d'eau roussâtre.

On fait la 4e injection suivie d'un bain vaginal gélatiné dans la position déclive.

14 juin. — N'a pas reperdu de sang. On fait un dernier lavage. Il y a un peu d'irritation du col et du cul-de-sac vaginal produit par l'iode.

Observation XVI

Métrite avec métrorragie, survenant irrégulièrement depuis quatre ans. — Arrêt des pertes après un seul lavage à l'iode et à la gélatine et un pansement vaginal gélatiné.

13 juin 1898. — Thérèse B..., 23 ans.

Un accouchement à terme il y a deux ans et demi, sans incident. Pertes régulières tous les mois au cours de la grossesse.

Une fausse couche il y a quatre ans, à huit mois, suivie de grandes pertes et de péritonite.

Réglée à 17 ans.

Règles: irrégulières, abondantes, un peu douloureuses durant de 10 à 12 jours. Dernières règles le 23 mai.

Symptômes. — Pertes blanches et jaunes depuis un an. Pertes rouges: depuis la fausse couche, c'est-à-dire depuis quatre ans, assez irrégulières, apparaissant généralement quinze jours après les règles, disparaissant parfois pendant deux mois, très abondantes, sans odeur.

Douleurs assez fortes, sourdes pendant les pertes, s'irradiant aux reins, ne disparaissant pas par le repos.

Palpitations, appétit irrégulier, digestions laborieuses, constipation.

Quelques crises de nerfs, pleure et rit facilement.

Examen physique. — Utérus en rétroposition.

Annexes gauches un peu hypertrophiées.

Diagnostic. — Métrite avec métrorragie.

Traitement. — On prescrit les lavages à la solution iodée et à la gélatine.

14 *juin.* — On devait faire le premier lavage, mais la malade très nerveuse rend difficile l'introduction de la sonde. On se contente du pansement vaginal à la gélatine et l'on renvoie le lavage au lendemain.

15 *juin.* — On fait le lavage à la solution iodée et à la gélatine.

La malade supporte assez bien le lavage jusqu'à la fin, mais après le pansement elle est prise d'une attaque d'hystérie.

Depuis, la malade n'est plus revenue à l'hôpital.

25 *juin.* — Revue depuis en ville par M. le Dr Marquez. Les pertes de sang n'ont plus reparu, la malade se montre très satisfaite du résultat. Elle a repris sa vie ordinaire, elle monte à bicyclette, à cheval, elle a pu avoir des rapports conjugaux et son appétit est revenu.

Observation XVII

Métrite avec métrorragie. — Rétroversion. — Annexite double. — Pertes durant depuis six semaines. — 8 lavages iodés et gélatinés, 3 pansements gélatinés. — 1 lavage sublimé et gélatiné. — Pertes arrêtées.

14 *juin* 1897. — Marie J..., 38 ans.

1 accouchement en 1879 très facile.

Pas de fausse couche.

Réglée à 13 ans.

Règles très irrégulières, peu abondantes, non douloureuses, durant de 7 à 8 jours. Pas de règles en février, mars et avril.

Dernières règles le 1ᵉʳ mai.

Symptômes. — Pas de douleurs.

Pertes rouges, début il y a 5 ans, durent 3 mois, cèdent au traitement au bout de 8 jours. Elles ont reparu depuis 6 semaines à la suite d'une absence de règle de 3 mois. La malade perd continuellement des caillots de sang, mais ne paraît pas avoir fait de fausse couche.

Troubles gastriques, renvois, aigreurs, gargouillements, constipation opiniâtre. Faiblesse générale.

Examen physique. — Vulve un peu large. Pas de colpocèle. Col de l'utérus abaissé, un peu mou. Corps dans le cul-de-sac postérieur. L'utérus est pour ainsi dire transversalement situé par rapport à l'axe du bassin et son fond étant en arrière se pose sur le coccyx et comprime fortement le rectum. La réduction impossible dans la position dorso-sacrée, mais dans la position genu-pectorale, par des manœuvres vaginales et rectales, on arrive à désenclaver l'utérus, on la remet alors

4.

dans la position dorso-sacrée et avec l'hystéromètre et la main
abdominale on arrive à réduire complètement l'utérus et à le
ramener derrière la symphyse, il s'écoule alors de l'utérus une
matière puriforme mélangée de sang.

Les annexes sont alors faciles à examiner et l'on constate
que du côté gauche elles sont un peu empâtées, et qu'il existe
en particulier une petite masse molle, sensible, du volume
d'une noix. A droite, on sent également une petite grosseur
du volume d'une petite noix molle, sensible, mobile et cons-
tituée par l'ovaire correspondant. La paroi abdominale est
relâchée, le rein droit mobile, abaissé.

Diagnostic. — Métrite avec métrorragie. Rétroversion.
Annexite double surtout à gauche.

Traitement. — Toute intervention étant refusée : lavages
à l'iode et à la gélatine. Réduction de la rétroversion.

1er *juillet.* — La malade vient ici depuis le 14 juin, il lui
a été fait 8 lavages iodés et gélatinés et 3 pansements gélatinés en position déclive. L'hémorragie a presque disparu,
durant deux jours la malade n'a même plus perdu du tout,
mais il persiste depuis quelques jours un petit écoulement
sanguin qui d'ailleurs ne traverse même pas les tampons vaginaux. On pense que cette persistance peut être due à ce que
l'écoulement des sécrétions utérines se fait mal, par suite de
la rétroversion extrême. C'est alors que, le 27 juin, on fait la
réduction. Depuis, on continue les pansements iodés et gélatinés et la malade n'a plus qu'un peu de sang sur les tampons
vaginaux.

4 *juillet.* — Il existe quelques taches de sang sur la mèche
qui avoisine le col. On fait un lavage au sublimé et à la gélatine suivi d'un pansement gélatiné dans la position déclive.

5 *juillet.* — Le sang est arrêté. Pansement antiseptique
simple.

13 *juillet.* — La malade n'a plus perdu de sang.

Observation XVIII

Métrorragie avec écoulement sanguin pas très abondant durant
depuis 3 semaines. — 2 pansements gélatinés. — Arrêt
de l'hémorragie.

25 *juin* 1898. — Eugénie J..., 29 ans.

Opérée par M. Pozzi il y a 6 ans. Ovariectomie partielle.

Elle souffrait alors de douleurs sourdes dans le ventre
depuis 15 ans, survenues après un effort, très améliorées,
presque disparues après l'opération.

Les règles sont régulières et ont la même quantité qu'au
paravant, mais elles ne sont plus douloureuses, durent 4 jours.
Dernières règles il y a 3 semaines.

Symptômes. — Pertes blanches abondantes, un peu en
jaune aussi. Pertes rouges assez abondantes depuis les dernières règles.

Depuis l'opération, pas de bouffées de chaleur ni de maux
de tête, mais mauvais sommeil, cauchemars, caractère changé,
plus facilement irritable, idées noires. Amaigrissement. Mauvaises digestions. Constipation. Un peu de douleurs dans le
ventre. La malade se trouve beaucoup mieux qu'avant l'opération.

Revenue il y a 3 ans à l'hôpital Broca, elle est restée au
repos sans nouvelle intervention, on a fait des pansements
vaginaux.

Examen physique. — Vulve un peu large, colpocèle antérieure et postérieure, col haut situé. lisse, un peu induré,
col en avant petit.

A gauche, on sent les annexes non douloureuses, à droite
rien. La malade perd actuellement un peu en rouge.

Diagnostic. — Métrorragie.

Traitement. — Pansements vaginaux à la gélatine seulement, car l'utérus est petit et l'hémorragie peu abondante.

4 juillet 1898. — Dès le deuxième pansement à la gélatine, la métrorragie a cessé, on fait ensuite quelques pansements simples antiseptiques. La malade ayant des pertes glaireuses, on commence aujourd'hui des lavages intra-utérins.

Hystérométrie, 6 centimètres.

OBSERVATION XIX

Métrorragie après une fausse couche. — Curettage suivi du retour de la métrorragie. — 2 injections iodées gélatinées. — Arrêt des pertes.

B..., 24 ans. Fausse couche de huit mois le 18 novembre 1897. Depuis cette fausse couche, la malade a des pertes de sang presque continuelles, avec de fortes recrudescences.

1er *avril 1898.* — La malade perd du sang à flot ; elle est d'une pâleur de cire. L'examen montre un utérus un peu gros, en situation normale. Pas d'inflammation péri-utérine aiguë ; à gauche, les annexes sont cependant un peu hypertrophiées.

3 avril. — Curettage sous chloroforme qui permet l'extraction de quelques fongosités, mais sans débris net de placenta.

9 avril. — L'intervention a eu des suites tout à fait normales.

Chaque matin le pansement a été refait : injection intra-utérine quotidienne de 2 litres de solution de sublimé à 4 pour 1000. Ces injections font sortir de l'utérus quantité de débris de muqueuse.

11 avril. — Injection intra-utérine.

13 avril. — La malade a perdu du sang depuis la dernière injection. Nouvelle injection intra-utérine au sublimé.

15 *avril*. — La malade perd encore du sang. Injection intra-utérine au sublimé.

17 *avril*. — La malade perdant toujours du sang, il est fait une injection intra-utérine à la solution iodo-iodurée contenant 1 gramme d'iode par litre, puis une injection gélatinée à 10 pour 1000.

Pansements avec des tampons largement imbibés de gélatine. La malade est ensuite mise en position genu-pectorale, le siège élevé, de façon à permettre à la gélatine de bien imbiber la cavité utérine (l'utérus est en avant).

19 *avril*. — La malade n'a perdu que quelques gouttes de sang. Pansement analogue au précédent.

21 *avril*. — Les mèches retirées ne sont pas tachées de sang. De simples injections bi-quotidiennes sont prescrites.

23 *avril*. — La malade va très bien ; elle ne perd plus et va commencer à se lever. Les forces reviennent lentement.

25 *mai*. — La malade a eu ses règles qui ont duré deux jours et n'ont pas été douloureuses. Elle n'a plus aucune perte, ni rouge ni blanche. Elle part en convalescence à la campagne.

OBSERVATION XX

Métrorragies à la suite de fausse couche. — Injections iodées et gélatinées. — Arrêt des pertes.

L...., 38 ans. Fausse couche de trois mois, le 14 novembre 1897, accompagnée d'une forte métrorragie.

En décembre, plusieurs nouvelles métrorragies.

En janvier, pertes de sang continues avec de fortes et fréquentes recrudescences.

28 *janvier*. — La malade perd du sang en quantité notable. Le col utérin est haut situé, à bout de doigt, normal ; le corps est globuleux, doublé de volume. Pas d'inflammation péri-utérine ; annexes gauches un peu hypertrophiées.

Tous les moyens médicaux ont été essayés par son médecin. Le curettage a déjà été proposé et l'est encore, mais la
malade ni son entourage ne veulent entendre parler d'intervention, si bénigne fût-elle.

Des lavages intra-utérins sont seuls acceptés.

29 *janvier*. — Premier lavage. L'hystéromètre est d'abord
introduit, et, pour ce faire, il est nécessaire de pincer le col et
de donner à l'hystéromètre une forte courbure antérieure :
l'orifice interne est franchi avec peine, tant il est resserré sur
lui-même, puis l'instrument pénètre jusqu'à 9 centimètres de
profondeur.

La sonde intra-utérine est alors introduite et l'injection
pratiquée à la solution iodo-iodurée contenant 1 gramme
d'iode pour un litre ; puis une injection gélatinée est faite.

Au cours de l'injection on remarque qu'il sort de l'utérus
beaucoup de débris et de glaires.

Pansement à la gélatine.

4 *janvier*. — Des injections iodées et gélatinées sont faites
tous les jours : il sort beaucoup moins de débris utérius aujourd'hui ; la métrorragie est presque arrêtée et il n'existe plus
que quelques gouttes de sang sur les mèches profondes.

8 *janvier*. — La malade, à laquelle des injections quoti-
diennes intra-utérines ont été faites et qui ne perdait plus de
sang, a eu hier des douleurs de reins assez vives et ce matin
quelques gouttes de sang filtreux à travers le pansement.

Le 8 est la date à laquelle elle a très régulièrement ses
règles et elle ajoute qu'elle a eu tous les légers symptômes
ordinaires qui les accompagnent. On se décide à les laisser
suivre leur cours normal et leur durée qui est de 4 jours.

12 *janvier*. — Le sang n'est pas complétement arrêté. Les
4 jours étant terminés, on pratique une nouvelle injection
iodée, puis gélatinée, suivie d'un pansement gélatiné.

13 *janvier*. — La malade perd encore. Nouvelle injection.
Avant de faire le pansement, la malade est mise en position
genu-pectorale et le spéculum est introduit. On use alors de la

solution gélatinée, de manière à remplir tout le fond du vagin : le col baigne dans ce bain. Au bout de quelques instants, on introduit des mèches de gaze iodoformée, puis le spéculum est retiré.

Des coussins soutiennent la malade dans la position genu-pectorale où elle reste deux heures.

14 *janvier*. — Sur les mèches voisines du col, on trouve seulement quelques gouttes de sang.

Injection et pansement comme hier.

15 *janvier*. — La malade n'a pas perdu une goutte de sang. Pas d'injections ; simple pansement.

16 *janvier*. — Le sang est complètement arrêté. Les simples injections vaginales sont prescrites à la malade qui va commencer à se lever.

19 *mars*. — La malade va très bien ; elle a eu ses règles en février et en mars, moins abondantes que d'ordinaire.

20 *juin*. — La malade a continué à aller très bien. A l'examen, on remarque cependant que l'orifice du col est obstrué par un petit bouchon glaireux. Le corps utérin est revenu sur lui-même et ne présente plus l'aspect globuleux qu'il offrait en fin janvier, avant les lavages.

Les règles reviennent régulièrement et peu abondam-ment.

CONCLUSIONS

1° Le traitement des métrorragies par les injections gélatinées est un traitement facile, à la portée de tous les médecins ;

2° Pratiqué suivant la technique que nous avons donnée, ce traitement est sans dangers et n'entraîne aucune complication ultérieure ;

3° L'injection intra-utérine de sérum gélatiné, précédée d'un grand lavage avec un liquide antiseptique, est supérieure au simple tamponnement vaginal gélatiné ;

4° Si ce traitement ne peut être véritablement considéré comme curatif, il a du moins cet avantage d'agir efficacement, dans la grande majorité des cas, contre le symptôme hémorragie.

CHARTRES. — IMPRIMERIE DURAND, RUE FULBERT.

96

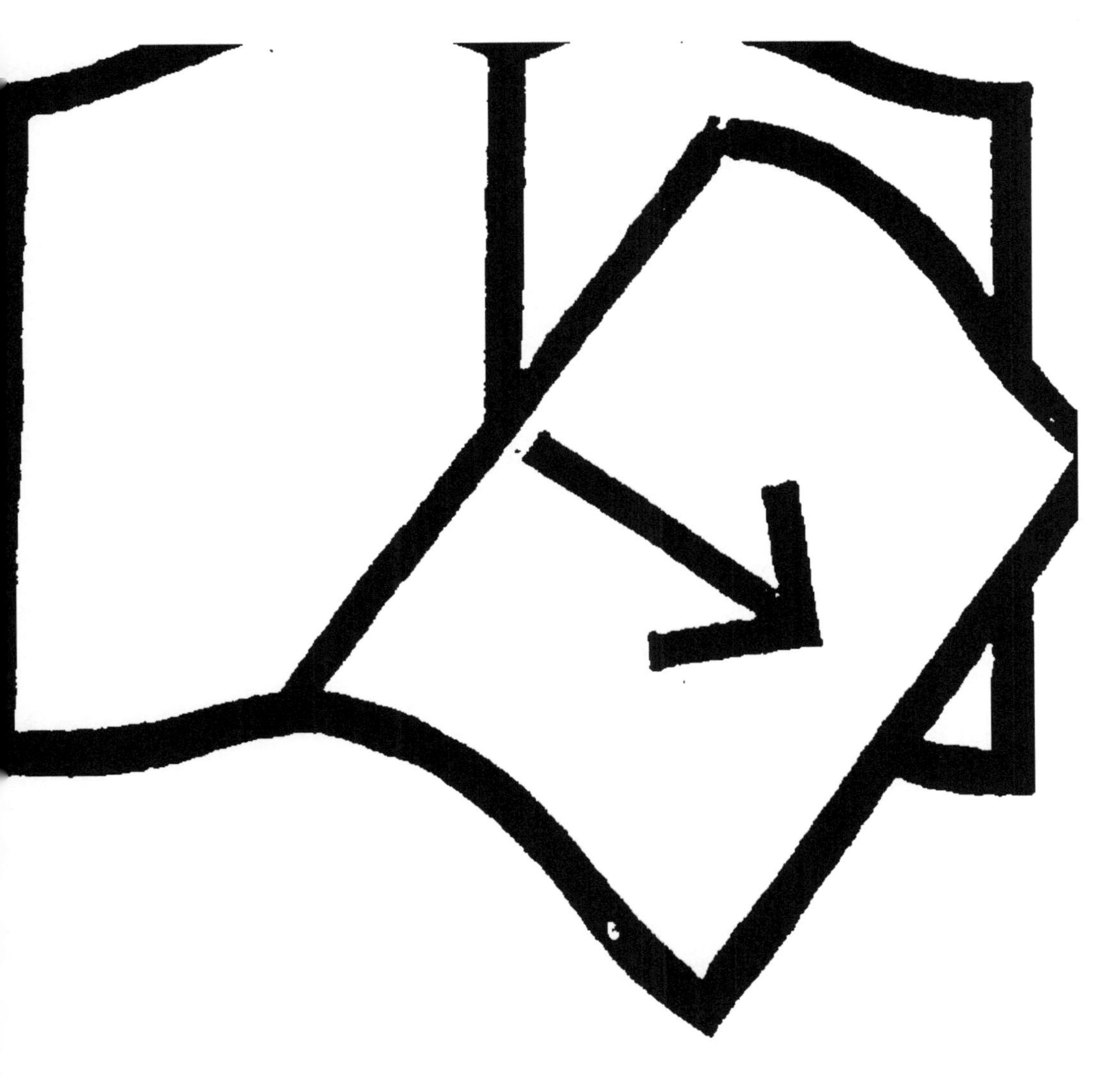

Documents manquants (pages, cahiers...)
NF Z 43-120-13

9 782013 597142